Dr A. BARRABÉ

PHLÉBITES

ET

VARICES

Aux Eaux

DE

BAGNOLES-DE-L'ORNE

DOMFRONT

Imprimerie Henri SENEN

1905

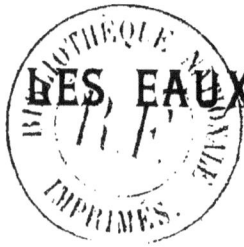

LES EAUX DE BAGNOLES

LES PHLÉBITES

ET

LES VARICES

Aux Eaux de Bagnoles-de-l'Orne

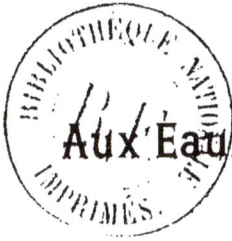

PAR

Le Docteur A. BARRABÉ.

Médecin consultant attaché à l'Etablissement thermal

Membre titulaire de la Société d'hydrologie médicale de Paris
Médecin-major de l'armée territoriale
Médaille de bronze de l'Assistance publique de Paris
Médaille d'honneur du Ministère de l'intérieur
Médaille d'argent du Ministère de la guerre
Médailles d'argent et de bronze de l'Académie de médecine

DOMFRONT
IMPRIMERIE HENRI SENEN
—
1905

DU MÊME AUTEUR

Etude des lésions cardiaques dans le cours de la phtisie pulmonaire chronique, 1878.

Etude sur l'alcoolisme : Influence de la loi du 17 juillet 1880 sur le nombre des débits de boissons, sur le chiffre des condamnations pour ivresse publique, des morts accidentelles déterminées par excès de boissons, des folies et des suicides de cause alcoolique. (En collaboration avec M. BOTTET, substitut du procureur général d'Amiens).
Mémoire couronné par la Société française de tempérance. — Concours de 1886. — PREMIER PRIX.

Les Syndicats médicaux. (En collaboration avec le Dʳ LEGALLOIS, de la Ferté-Macé.)

Etude sur les Eaux de Bagnoles-de-l'Orne, 1894.

De la cure des Phlébites par les eaux minéro-thermales de Bagnoles-de-l'Orne, 1895 (*Mémoire couronné par l'Académie de médecine*).

Les Eaux de Bagnoles dans certains troubles fonctionnels du système veineux chez les arthritiques, 1899.

Eaux minérales ; Bagnoles-de-l'Orne dans le passé et dans le présent, 1899. (*Mémoire communiqué à l'Association Normande*).

Les Eaux de Bagnoles dans les suites des phlébites et dans les varices, 1900.

Guide médical et pittoresque illustré de Bagnoles-de-l'Orne, 1900.
Traitement hydrominéral des affections utérines aux Eaux de Bagnoles-de-l'Orne (Congrès de Rouen, 1904.)

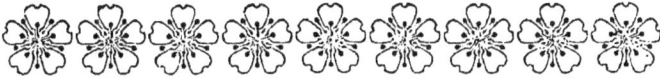

AVANT-PROPOS

Nous nous sommes adonné, depuis quinze ans, plus particulièrement à l'étude de l'action des Eaux minéro-thermales de Bagnoles-de-l'Orne sur les affections des Veines, et grâce à l'accumulation des faits observés consciencieusement, sans parti pris, nous avons pu bien apprécier leurs remarquables effets thérapeutiques.

Déjà en 1895 nous avions publié le résultat de nos recherches sur la cure thermale de Bagnoles dans les suites des Phlébites, et nous avions adressé notre étude à l'examen de l'Académie de médecine dans l'espoir de l'intéresser, et à la loyale critique de nos confrères, avec le désir de leur être utile.

Nous revenons aujourd'hui sur cette question si intéressante en lui donnant un plus grand développement légitimé par une plus longue expérience, et nous espérons que cette nouvelle étude recevra de nos lecteurs le même bon accueil.

Nos efforts seront dans tous les cas suffisamment récompensés ; car, en appelant l'attention sur les heureux effets de la médication hydrominérale de Bagnoles-de-l'Orne, nous espérons apporter une nouvelle contribution au succès de notre station thermale, rendre service aux malades et aux médecins et faire œuvre à la fois humanitaire et patriotique.

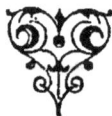

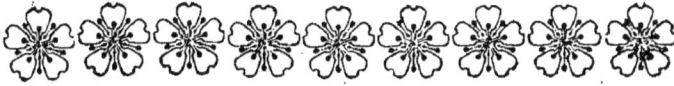

Les Eaux de Bagnoles-de-l'Orne

Les Eaux minéro-thermales de Bagnoles-de-l'Orne classées par Ossian Henry parmi les Eaux chlorurées-sodiques avec traces d'arséniate de soude, et par J.-B. Dumas dans la catégorie des Eaux silicatées avec traces d'acide phosphorique et de lithine, ont été considérées par un des maîtres de l'hydrologie française, Durand-Fardel, comme appartenant au groupe des Eaux indéterminées.

La principale source de la station est la source thermale ou Grande Source ; située au centre de l'établissement thermal, elle apparaît à travers des fissures du massif de granit qui forme le sous-sol de toute la région, et sa profondeur peut être évaluée approximativement à un minimum de 5 à 600 mètres. Son débit est abondant, de 25 mille litres à l'heure environ ; sa température varie entre 25 et 26 degrés centigrades.

L'Eau de cette source est limpide, transparente ; des bulles de gaz viennent en grand nombre se dégager à sa surface ; sa saveur n'a rien de désagréable, un peu fade seulement ; mélangée au vin et au cidre, elle n'en modifie ni le goût, ni la couleur ; son odeur est à peu près nulle, tout au plus légèrement sulfureuse par suite de la décomposition au contact de l'air d'une partie des sulfates qu'elle renferme, ou de leur rencontre dans le sol avec des matières organiques ; onctueuse au toucher grâce à la Barégine qu'elle contient, elle donne à la peau une douceur sans égale ; antiseptique enfin par les silicates qu'elle renferme, on s'explique facilement les bons résultats obtenus en 1870 par le Dr Joubert qui l'utilisait pour le pansement des plaies des blessés.

La minéralisation de la Grande Source est faible, 0.0754 par litre, mais son action thérapeutique est extrêmement puissante. Voici sa composition d'après l'analyse faite en 1896 à l'Ecole des Mines :

ECOLE DES MINES

·✳·

BUREAU D'ESSAI

EXTRAIT

DES REGISTRES DU BUREAU D'ESSAI

POUR LES SUBSTANCES MINÉRALES

·⟶·ọ·⟵·

Eau minérale de Bagnoles-de-l'Orne : Grande Source (thermale) ; Certificat d'origine délivré par M. le Maire de Tessé-la-Madeleine.

On a dosé par litre d'eau :

	GRAMMES
Acide cb {libre	0.0063
{des bicarb	0.0068
Acide chlorydrique	0.0102
Acide sulfurique	0.0125
Acide phosphor	0.0004
» arsénique	traces
Silice	0.0135
Protoxyde de fer	0.0010
Chaux	0.0061
Magnésie	0.0012
Lithine	traces
Potasse	0.0028
Soude	0.0143
Matières organiques	0.0021
Total	0.0772

Composition calculée :

	GRAMMES
Acide carbon. libre	0.0063
Silice	0.0135
Bicarbon. de fer	0.0023
» de chaux	0.0092
Phosph. de chaux	0.0009
Sulfate de chaux	0.0035
» de magn.	0.0036
» de potasse	0.0050
» de soude	0.0128
Arséniate de soude {faibles	
{traces	
Chlor. de sodium	0.0164
» de lithium	traces
Matières organiques	0.0021
Total	0.0754

Extrait sec à 180° : 0 g 0625

Le Chimiste,
EGOUTOL.

L'inspecteur général des mines,
Directeur du Bureau d'essai,
A. CARNOT.

Il résulte de cette analyse que l'Eau de la Grande Source est une Eau *silicatée, chlorurée sodique, sulfatée, phosphorique*, avec traces *d'arsenic* et de *lithine*.

L'analyse des gaz qui se dégagent de la source thermale a été faite en 1896 par le professeur Bouchard et M. Desgrez, et le résultat en a été communiqué à l'Académie des sciences.

D'après cette analyse, il existe dans les gaz recueillis au griffon de la Grande Source par M. Bouchard, 5 pour 100 de gaz acide carbonique contre 95 pour 100 de gaz azote, avec les raies spectrales de *l'argon* et de *l'helium*, produit de la rapide décomposition du radium.

La remarque faite autrefois par M. Durand-Fardel qu'il n'existe que des relations imparfaites entre la composition chimique des Eaux minérales et leurs propriétés thérapeutiques ne saurait mieux s'appliquer qu'aux Eaux de Bagnoles.

De l'examen de leur composition chimique, en présence de leur faible minéralisation, et en l'absence surtout de principes minéralisateurs dominants, on ne saurait déduire d'une façon précise leurs applications thérapeutiques ; n'en est-il pas de même, d'ailleurs, pour une foule d'Eaux minérales renommées, n'en est-il pas de même de la plupart des médications ; et si leur action reste encore mystérieuse pour nous, cela ne peut-il point tenir aussi aux moyens d'investigation encore trop imparfaits que la science met à notre disposition.

Aussi pour recommander, et préconiser les Eaux de Bagnoles, nous nous étions contenté d'invoquer comme pour nos agents médicamenteux, l'opium, le sulfate de quinine, le salicylate de soude, etc., les résultats remarquables et incontestés de l'expérimentation, de l'observation clinique ; c'était encore la méthode la plus sûre, la plus rapide pour arriver à l'explication du pourquoi et du comment de la thérapeutique.

Mais, dans ces dernières années, de nouvelles expériences ont été tentées par MM. Curie et Laborde, et ils ont découvert dans les gaz qui se dégagent de certaines sources thermales peu minéralisées un pouvoir radio-actif.

Les investigations de MM. Curie et Laborde ont porté sur un groupe d'Eaux minérales indéterminées, notamment sur Bagnoles-de-l'Orne, et la radio-activité a été constatée d'une façon très appréciable (3,3) dans les gaz de la Grande Source de notre station thermale. Il n'est pas douteux que si l'expérience avait été faite sur les gaz au sortir de la Source, la radio-activité aurait été beaucoup plus considérable.

Administrées avec succès dans un grand nombre de maladies, les Eaux de Bagnoles appartiennent, disait le professeur Pidoux, dans un intéressant rapport présenté en 1868 à la Société d'hydrologie de Paris, à l'occasion d'une étude du Dr Bignon, « à cette classe d'Eaux médicinales qui ne sont pas franchement minéralisées, et qui conviennent à un grand nombre de maladies dont le caractère est aussi de se montrer ni bien franches, ni bien simples ».

Toutefois, si leurs applications sont variées, elles sont loin de présenter la même importance, la même valeur dans les diverses affections où elles ont été utilisées, et leurs effets thérapeutiques ne dépendent pas seulement de la grande sensibilité des malades à leur action, mais encore de la main plus ou moins experte qui ordonnance l'eau minérale.

L'expérimentation a permis de constater certaines applications spéciales qui forment pour ainsi dire la caractéristique, la raison d'être de notre station thermale, nous voulons parler des effets des Eaux de Bagnoles sur le système circulatoire et de leur emploi dans la cure des affections veineuses, et tout spécialement dans les suites des Phlébites et dans les Varices.

Nous ajouterons que le pouvoir radio actif des Eaux de Bagnoles concourt à expliquer et à justifier désormais les résultats heureux révélés par l'expérimentation.

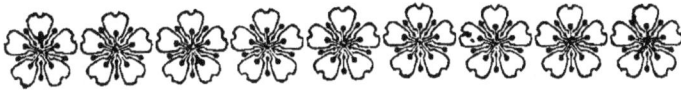

DE LA PHLÉBITE

On entend par phlébite, l'inflammation des veines suivie ou non de coagulations intra-veineuses du sang, et par endophlébite, mésophlébite, périphlébite, la localisation du processus inflammatoire sur la tunique interne, moyenne ou externe des veines.

HISTORIQUE ET PATHOGÉNIE

Signalée par les accoucheurs et pour la première fois par Mauriceau dans le cours du xviiie siècle, la phlébite a été observée et étudiée par Puzos, White, Hunter, Guthrie, Robert Lee, Breschet, Van Swieten, Bouillaud ; mais il faut arriver à l'année 1823 et aux études anatomiques de David Davis pour voir cette affection considérée comme une inflammation des veines avec oblitération veineuse. Toutefois c'est en 1830 seulement et grâce aux travaux de Cruveilhier, que la phlébite va

entrer dans une phase nouvelle et vraiment scien-
tifique.

« L'expression de phlébite dont je me suis constam-
ment servi, écrit Cruveilhier, pour caractériser l'oblitération veineuse par suppuration, prouve assez que je
considère ces deux ordres d'oblitérations comme le
résultat de l'inflammation de la membrane interne des
veines.

Dans nos idées pour qu'il y ait phlébite spontanée
ou non traumatique, il faut de toute nécessité une cause
d'irritation qui agisse sur les parois veineuses ; or cette
cause d'irritation ne peut lui arriver que par le sang.

Ce sang, chargé de principes irritants, enflamme les
parois veineuses, et le premier phénomène de cette
inflammation, c'est la coagulation du sang ».

Cette nouvelle doctrine est bientôt admise par tous
les cliniciens, notamment par Andral, Piedagnel,
Trousseau, etc. ; mais, en 1845, Bouchut y apporte
quelques restrictions, et déclare que la composition du
sang remplit un rôle capital dans la coagulation chez
les cachectiques, et chez les malades atteints d'affections chroniques.

Un peu plus tard, Virchow devient un dangereux
adversaire des idées de Cruveilhier, dans une série de
mémoires publiés de 1854 à 1873, en prétendant « rem-
placer les expressions un peu mystiques de Cruveilhier
par la simple expression des faits ».

Pour Virchow, la phlébite n'est plus la cause de la
coagulation, elle lui est secondaire, elle n'en est que
l'effet ; c'est la théorie de la coagulation spontanée de

la Thrombose dont le Dr Lancereaux établit les lois mécaniques.

« Si l'on remarque, dit-il, que les principaux vaisseaux .où siègent les thromboses sont précisément situés au niveau des points où les parois des veines cessent d'adhérer aux toiles fibreuses du voisinage, et par conséquent là où la force d'aspiration thoracique tend à diminuer et à disparaître, on arrive à cette conclusion que la coagulation spontanée du sang est régie par une loi purement physique, que nous énoncerons comme il suit : les thromboses marastiques se produisent toujours au niveau des points où le liquide sanguin a le plus de tendance à la stase, c'est-à-dire à la limite d'action des forces d'impulsion cardiaque et d'aspiration thoracique ».

Cette théorie va régner sans opposition pour ainsi dire jusqu'en 1874 ; c'est alors que le professeur Vulpian intervient pour réagir à son tour contre les idées du savant anatomo-pathologiste allemand, et remettre en honneur les idées émises par Cruveilhier.

« Les coagulations marastiques sont-elles vraiment spontanées ? Leur formation n'est-elle pas précédée par le développement d'un état morbide des parois des veines ?

« Il me semble difficile, dit M. Vulpian, qu'il en soit autrement, car on ne voit pas pourquoi le sang se coagulerait d'emblée, et pourquoi les coagulations naîtraient plutôt dans certaines veines que dans d'autres... Il y a évidemment là quelque lésion, non connue jusqu'ici, qui modifie les propriétés vitales de la membrane interne des veines ».

En 1880, M. Renault émettait un avis analogue, en disant qu'au niveau des caillots les plus récents des phlegmatia cachectiques, il avait toujours trouvé l'épithélium desquamé, et M. Troisier déclarait qu'en dehors de la phlébite, tout n'était qu'hypothèse.

A cette époque, la bactériologie ouvrait un nouvel horizon aux recherches scientifiques, et permettait de découvrir le rôle des agents infectieux dans l'organisme au point de vue pathogène ; et les savantes recherches de Doléris, Weigert, Cornil, Babès, Dunin, Widal, Chantemesse et Vaquez venaient donner raison à la manière de voir de l'éminent professeur de la faculté de Paris.

Aujourd'hui tout le monde est d'accord désormais pour admettre que l'altération de la paroi veineuse est le phénomène initial de la phlegmatia. En se fixant sur cette paroi, les agents infectieux déterminent la desquamation de l'endothélium, l'épaisissement des tuniques de la veine et le bourgeon endo-phlébitique qui « devient le point d'appel, le centre formateur d'une coagulation ». Le caillot s'organise, des proliférations cellulaires et vasculaires se développent, le fixant peu à peu à la paroi veineuse, et vers le sixième jour, d'après Cornil et Marie, il devient adhérent. Avec les vasa-vasorum et le tissu cellulaire qui les accompagne, les artères et les nerfs satellites de la veine sont parfois « englobés dans un tissu conjonctif densifié, chroniquement irrité » (Letulle), et si la veine est complé-

tement oblitérée, elle finit par disparaître pour devenir
un cordon fibreux.

ÉTIOLOGIE

Les causes de la phlébite sont comme ses manifestations aussi nombreuses que variées.

Causée tantôt par un traumatisme des veines, soit
accidentel, soit déterminé par l'intervention chirurgi-
cale, tantôt par des exercices violents, la fatigue ou
l'impression du froid, la phlébite se manifeste surtout
sous l'influence d'un état morbide infectieux primitif ou
secondaire, telles les phlébites de la tuberculose, des
états cachectiques, de l'érysipèle, du rhumatisme blen-
norrhagique, telles les phlébites des maladies dites
infectieuses comme la fièvre typhoïde, l'influenza, l'ap-
pendicite, la pneumonie, l'entéro-colite membraneuse,
la syphilis, le paludisme. On rencontre également cette
affection dans le cours des maladies constitutionnelles
comme la chlorose, le rhumatisme et la goutte.

Aussi d'après leur étiologie peut-on ranger les
phlébites dans deux grandes classes :

1re *classe.* — LES PHLÉBITES DE CAUSE EXTERNE, *chi-
rurgicales ou puerpérale*s.

2e *classe.* — LES PHLÉBITES DE CAUSE INTERNE, *spontanées ou médicales.*

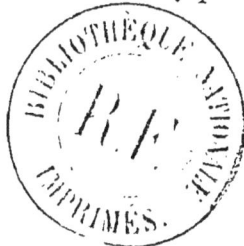

SYMPTOMES

La phlébite présente dans son évolution trois périodes bien tranchées, la période *aiguë*, la période de *convalescence* et la période *dite des résidus* (Albert Robin) ; et si elle est le résultat d'une infection microbienne plus ou moins atténuée et possède une tendance naturelle vers la guérison, elle n'en présente pas moins un caractère de gravité dû à la complication qu'elle peut entrainer, l'embolie, et aux accidents ou infirmités qui lui survivent trop souvent.

La Phlébite atteint de préférence les personnes entachées d'arthritisme, car si le streptococque aime les veines, il aime surtout, dit Landouzy, les veines qu'une malformation héréditaire ou acquise a rendues plus vulnérables.

Devenue plus fréquente dans ces dernières années peut-être parce qu'elle a pris la place des grands accidents puerpéraux d'autrefois, la Phlébite débute tantôt brusquement, tantôt d'une façon insidieuse, et précédée d'une période de subfébricité en rapport avec la date de l'infection, elle frappe soit les vaisseaux superficiels, soit les vaisseaux profonds, en se localisant généralement sur les membres inférieurs plutôt à gauche qu'à droite, et en débutant par les veines du mollet.

Si le début est insidieux, la phlébite ne se manifeste
que par quelques signes, un léger engourdissement du
membre qui se trouve placé dans une situation anor-
male, des douleurs plus ou moins vives, d'autres fois
par un point de côté, un peu de dyspnée, des crachats
plus ou moins sanguinolents, c'est la phlébite « à début
pulmonaire du professeur Pinard », la phlébite avec
petites embolies généralement peu graves, mais dans
la plupart des cas elle apparaît plus franchement avec
un cortège de phénomènes généraux et de symptômes
locaux qui en rendent le diagnostic facile, et quelquefois aussi avec des embolies plus tardives, plus volu-
mineuses et surtout mortelles.

Tout d'abord, on constate une élévation de la température, 37° 5, 38°, 38° 5, 39°, une douleur plus ou
moins vive qui se fait sentir dans tout le membre
d'une façon plus marquée au mollet, à la face interne
de la cuisse, à l'aine, au creux poplité ; quelquefois
cette douleur ne se fait sentir qu'à la pression, dans
d'autres circonstances, elle se manifeste sous forme de
crises névralgiques Puis le membre est pesant,
engourdi ; un œdème plus ou moins considérable,
blanc, lisse et dur, apparaît avec quelques réseaux
bleuâtres sur la peau.

Dans les cas heureux, ces divers phénomènes disparaissent vers la cinquième semaine, il ne reste qu'un
peu de pesanteur du membre, un léger œdème malléolaire ; mais l'évolution de la Phlébite ne se termine pas
toujours d'une façon aussi favorable, une série de poussées inflammatoires peuvent se produire, faciles à

reconnaître à l'élévation de la température, à la réapparition de la douleur et de l'œdème ; d'autres fois, et même souvent, sa marche vers la guérison est très lente ; les nombreux accidents qui lui font cortège lui survivent, et en éternisant sa durée, découragent le médecin et font le désespoir des malades.

Avec les symptômes habituels qui caractérisent l'inflammation des veines ou leur oblitération, on constate l'existence de troubles moteurs, sensitifs et trophiques qui apparaissent tantôt de bonne heure, tantôt tardivement, et font penser que si l'altération des vaisseaux tient le premier rang dans la phlébite, les modifications survenues du côté du système nerveux, notamment des nerfs périphériques, ne doivent point être considérées comme quantité négligeable, et qu'il importe pour le clinicien d'en tenir compte, tant leur rôle est considérable au point de vue de la symptomatologie comme du traitement.

Du côté de la motilité, par suite de raideurs musculaires et péri-articulaires, d'ankylose du genou, du cou de pied et du pied, on constate l'impossibilité d'exécuter le moindre mouvement pour le membre atteint. Les malades ne peuvent, dit Trousseau, « étendre, ni fléchir les orteils, remuer la jambe ou la cuisse, et si quelquefois il existe des douleurs articulaires qui rendent compte de cette immobilité des membres, dans d'autres cas, où la pression ne détermine aucune douleur articulaire, tout mouvement est impossible, comme s'il y avait paralysie des muscles ».

En un mot, nous sommes en présence de l'impotence

fonctionnelle bientôt suivie d'une complication redoutable, l'atrophie musculaire qui ne s'explique pas seulement par l'immobilisation trop prolongée à laquelle les
malades sont soumis, mais encore par les altérations
phlébitiques des vaso-vasorum qui ont quitté le domaine
des hypothèses, pour devenir, ainsi que l'a démontré le
Dr Quénu, la réalité.

Comme troubles de la sensibilité, nous signalerons
des fourmillements continuels, des crampes, des élance-
ments très douloureux survenant à l'approche des
époques menstruelles, sous l'influence des variations
atmosphériques, à l'occasion d'une marche plus ou
moins longue ; quelquefois toute la région atteinte
demeurera insensible ; dans d'autres circonstances, la
sensibilité sera plus vive et correspondra non point
« aux segments vasculaires plus ou moins envahis par
la phlébite, mais bien à des territoires nerveux, corres-
pondant au tronc principal lui-même ou à ses branches
terminales ». « Vaquez ».

Les altérations des nerfs consécutives aux phlébites
ont été surtout étudiées par Klippel et Quénu, mais nos
savants confrères diffèrent dans les explications qu'ils
donnent de leur pathogénie.

Pour Klippel, les lésions nerveuses de la phlébite
sont dues à l'action dénutritive ou irritative de la séro-
sité de l'œdème qui baigne les nerfs et détermine de la
névrite.

Tantôt la myéline « est fragmentée en gros blocs
séparés les uns des autres par des espaces de gaines
vides », tantôt elle est seulement « festonnée et dente-

lée sur les bords des tubes », tandis que le cylindre-axe persiste.

L'explication donnée par M. Quénu à laquelle se rallie Vaquez est toute autre : « Pour nous, dit Quénu, une grande partie des phénomènes qu'on observe dans la phlematia alba dolens reconnaissent pour cause une névrite sciatique ou crurale due à une inflammation aiguë des veines du tronc nerveux ».

Parmi les troubles trophiques qui ne sont pas les moins importants, nous indiquerons l'œdème dont la fréquence est excessive, qui n'envahit pas seulement le tissu cellulaire sous-cutané, mais quelquefois encore les couches profondes du derme, aboutissant à cet état de la peau décrit sous le nom d'épaississement en peau d'orange, et à l'hypertrophie du membre qui prend l'aspect éléphantiasique. Nous signalerons enfin la dilatation variqueuse, le purpura, et cette difformité décrite par le professeur Verneuil sous le nom de pied bot phlébitique, qui apparaît quelquefois d'assez bonne heure et a été l'objet d'une thèse fort intéressante d'un de ses élèves, notre confrère le Dr Paulin.

Ces considérations pathologiques sur la phlébité nous ont paru indispensables avant d'aborder le traitement de cette redoutable affection, et des suites graves qu'elle entraîne.

TRAITEMENT

Dans cette étude, nous n'avons point la prétention de discuter le traitement des phlébites à la période aiguë, cela ne rentre pas dans nos attributions spéciales ; nous n'en devons pas moins dire que l'attention du médecin doit toujours être tenue en éveil par un double danger, d'abord l'embolie et les nouvelles poussées inflammatoires qui peuvent se produire dans le cours de certaines phlébites, et ensuite les accidents ou infirmités qui leur survivent.

Pour éviter l'embolie, ou plutôt ce qui pourrait la provoquer, l'immobilisation et l'interdiction de toute espèce de mouvement doivent être énergiquement recommandées pendant un laps de temps plus ou moins long suivant la marche de la maladie, les causes qui lui ont donné naissance, le terrain sur lequel elle évolue, et en tenant compte des indications thermométriques.

L'immobilisation sera faite dans une gouttière garnie d'une épaisse couche d'ouate recouvrant en même temps le membre ou sur un coussin de balle d'avoine, en ayant soin de surélever le pied et la jambe pour faciliter la circulation en retour.

On pourra avoir recours à l'enveloppement ouaté recouvert de taffetas gommé, à des applications locales de liniments calmants, de collargol, de compresses imbibées d'eau bouillie ou trempées dans une solution de chlorhydrate d'ammoniaque comme le conseille le professeur Pinard, ou encore dans l'eau blanche du Codex mais en ayant soin de ne pas remuer le membre.

Comme médication interne, on fera usage de l'hamamelis, de l'iode qui pourront rendre quelques services ; les préparations salicylées, la teinture de fleurs de colchique, l'aspirine, le sidonal auront leur emploi tout indiqué dans les phlébites rhumatismales et goutteuses, les iodures dans la phlébite syphilitique.

Les accidents qui peuvent survivre aux phlébites et sont dus souvent à une immobilisation trop prolongée doivent être également l'objet de nos plus vives préoccupations. On tentera de s'opposer à leur développement ou d'en atténuer les graves conséquences par la mobilisation des articulations faite avec prudence, vingt jours au moins après la disparition de la douleur et de la fièvre, puis par le massage qui consistera d'abord dans un effleurage très doux sur les téguments, et plus tard dans un effleurage plus énergique sur les masses musculaires, mais en évitant toujours les vaisseaux enflammés.

Enfin il conviendra d'avoir recours aux eaux minérales qui constituent d'importantes ressources thérapeutiques et par leur action curative, et par leur pouvoir prophylactique contre les manifestations morbides de l'arthritisme.

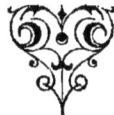

Les suites des Phlébites
ET LE TRAITEMENT HYDRO-MINÉRAL

Parmi les stations thermales qui se réclament de la guérison des suites des Phlébites, Bagnoles-de-l'Orne est indiqué de la façon la plus formelle, et marche au premier rang ; j'ajouterai même que nos Eaux minérales constituent un traitement vraiment spécial, pour ne pas dire spécifique, qu'on ne trouve dans aucune station de France ou de l'étranger.

En Allemagne les Eaux de Nauheim, de Kreuznach sont utilisées pour la cure des phlébites et rendent quelques services ; en France, les Eaux de Plombières, Bagnères-de-Bigorre, Ussat (Ariège), Bourbonne-les-Bains, Briscous, Salies de Béarn, les Boues thermales de Saint-Amand, de Dax ont été également prescrites en vue de la résolution des inflammations veineuses et possèdent à leur actif quelques succès ; nous ajouterons même que la plupart des stations thermales ont pu citer quelques cas de Phlébite ou phlébectasies guéries ou améliorées, mais elles sont toutes bien éloignées de posséder des sources ayant à leur actif l'action remarquable des Eaux de Bagnoles-de-l'Orne, dont l'emploi a été suivi de guérisons nombreuses, rapides, absolument inespérées ; et l'on peut proclamer aujourd'hui, sans crainte d'être taxé d'un enthousiasme qu'après tout le succès non seulement excuserait, mais légitimerait, que la cure des suites des phlébites est devenue le triomphe de notre station balnéaire.

Cette propriété spéciale, pour ainsi dire merveilleuse, des Eaux de Bagnoles, admise par la Société d'hydrologie médicale de Paris dans sa séance de février 1898, n'est pas encore suffisamment connue ; bon nombre de nos confrères l'ignorent ou manifestent à son endroit un scepticisme bien explicable, en raison surtout de ce que nos prédécesseurs ont peu écrit sur cette question, et que les propriétaires de l'établissement thermal ont pensé, pendant trop longtemps, que la publicité n'était point nécessaire, les bons effets des eaux devant suffire à faire affluer les malades dans la station.

Cependant dès le commencement du siècle dernier, le Dr Piette qui exerça pendant 57 ans dans la station, avait signalé l'effet favorable des Eaux de Bagnoles sur l'état variqueux des veines ano rectales, et plus tard des médecins-inspecteurs de l'Etablissement thermal, le Dr Ledemé en 1841 et le Dr Lebreton en 1849 avaient fait connaître la guérison de jeunes femmes atteintes de *paralysies survenues à la suites de couches*, qui n'étaient vraisemblablement que des accidents port-phlébitiques.

Toutefois l'action des Eaux de Bagnoles sur les suites des phlébites a été surtout mise en lumière, et pour la première fois, par un des médecins les plus distingués, les plus compétents dans les questions d'hydrologie, M. le Dr Rotureau.

Avant de se consacrer d'une façon toute spéciale, et avec le talent que chacun a pu apprécier, à l'étude des eaux minérales, M. Rotureau exerça la médecine pendant quelques années à Alençon, et vint souvent à Bagnoles. Les résultats de sa pratique lui démontrèrent, (et nous tenons ce renseignement de notre confrère lui-même), que l'application extérieure des eaux de la source thermale donnait des résultats remarquables chez les femmes nouvellement accouchées atteintes de phlébite.

Mis au courant des puissantes propriétés des eaux de Bagnoles par le Dr Rotureau, un de nos éminents maîtres, M. le Dr Léon Labbé, n'a cessé depuis d'envoyer, dans notre station thermale, de nombreux malades et a toujours obtenu, ainsi qu'il nous l'a répété maintes fois, les résultats les plus étonnants.

Notre regretté confrère, le Dr Joubert, médecin-inspecteur des Eaux de Bagnoles depuis 1869, n'était pas moins affirmatif et s'exprimait ainsi en 1880 : « L'action physiologique des Eaux sur la circulation veineuse donne à cette station thermale une spécialisation thérapeutique que nous ne saurions trop recommander aux praticiens ; tous les cas de phlébite que nous avons traités jusqu'à ce jour ont été guéris » ; et il se faisait l'ardent propagateur de cette eau thermale.

En 1882, un élève de M. Léon Labbé, notre confrère

Levassort, de Mortagne, signalait à son tour, dans sa thèse inaugurale intitulée : « *Le rhumatisme chronique en Normandie et Bagnoles-de-l'Orne* », un certain nombre de phlébites traumatiques guéries par les Eaux de Bagnoles.

Le Dr Joubert en 1890 confirma de nouveau, en ces termes, les résultats de son expérience : « Il est une maladie que nous traitons victorieusement à Bagnoles-de-l'Orne, sans nous rendre un compte exact du *modus faciendi*, c'est la phlébite... Depuis vingt ans, nous avons traité un grand nombre de malades atteints de phlébite, et nous n'avons enregistré que des succès plus ou moins complets, selon la gravité ou l'ancienneté de la maladie ».

Nous avons nous-même indiqué en 1894, dans une étude sur les eaux de Bagnoles dont nous avions pu apprécier les résultats depuis 1887, que les phlébites étaient tributaires de nos Eaux thermales qui présentaient dans ce cas les caractères d'une spécialisation thérapeutique, et nous adressions l'année suivante à l'Académie de médecine une étude ayant pour objet la cure des Phlébites par les Eaux minéro-thermales de Bagnoles.

En 1894, dans la clinique médicale de la Charité, M. Vaquez déclarait que les Eaux tièdes de Bagnoles lui avaient semblé à diverses reprises amener une sédation marquée des accidents phlébitiques ; « nous avons notamment connaissance, ajoutait-il, de plusieurs observations où la cure hydro-thérapeutique de Bagnoles, accompagnée ou non suivant les cas, des pratiques du massage et de l'électricité, a permis d'obtenir une guérison parfois durable d'accidents post-phlébitiques, en apparence incurables ».

Plus récemment, M. Huchard écrivait dans le *Journal des Praticiens* que les eaux de Bagnoles avaient une influence légèrement excitante sur la circulation, et une action favorable bien démontrée sur les maladies des veines ».

Enfin, MM. Doléris et Pichevin s'exprimaient en 1896 sur le mode d'action des Eaux de Bagnoles, de la façon suivante : « Les Eaux de Bagnoles ont des effets assez variés sur l'économie. Prises en boisson, elles sont toniques, reconstituantes et faiblement diurétiques: administrées en bains, elles déterminent les mêmes effets auxquels viennent s'ajouter les effets excitants des fonctions cutanées, glandulaires et sédatifs du système nerveux. En même temps l'appétit augmente, la circulation s'accélère, l'énergie musculaire s'accroît, donnant aux malades une sensation particulière de bien-être et de force. Au point de vue thérapeutique, l'indication la plus importante, et on pourrait dire spéciale aux Eaux de Bagnoles-de-l'Orne, c'est le traitement des phlébites de toutes sortes, et en particulier des phlébites puerpérales ».

Mais comment expliquer ces résultats si heureux qui démontrent, de la façon la plus précise, l'action énergique et puissante des Eaux de Bagnoles contre les suites des phlébites, et qui donnent à cette station thermale *un cachet de spécialisation* sur la circulation veineuse ? Les hypothèses certes n'ont point fait défaut ;

mais elles n'ont plus facilement cours dans le domaine fécond de la science et dans notre siècle de critique minutieuse.

Convient-il d'invoquer la minéralisation des Eaux de Bagnoles ? Leur thermalité doit-elle être mise en cause ? Faut-il faire intervenir les actions chimiques et électriques provoquées par les conferves au contact de la peau, ou bien encore l'existence de microcoques et de bacilles analogues à ceux trouvés récemment dans les sources de Vichy ? Y a-t-il lieu de faire appel à la théorie des actes réflexes, pour expliquer les phéno-mènes observés, les guérisons obtenues ?

Enfin la théorie si séduisante des ions nous don-nera-t-elle la clef de leur action sur l'organisme, le pourquoi et le comment de résultats thérapeutiques si remarquables avec des Eaux si faiblement minéra-lisées ?

Dans l'état actuel de nos connaissances, la réponse à ces diverses questions est devenue plus facile grâce aux savantes recherches de MM. Curie et Laborde, et s'il est impossible de préciser d'une façon mathématique le mode d'action des Eaux de Bagnoles dans les suites des phlébites, nous sommes en droit de dire que leur action spéciale est vraisemblablement due à leur radio-activité.

Maintenant, sans nous aventurer dans le champ sans limites des hypothèses, en choisissant pour guide les résultats thérapeutiques obtenus, et nous en rapportant à l'observation clinique faite d'une façon sincère et consciencieuse, nous allons passer en revue les réactions salutaires que les Eaux de Bagnoles provoquent sur les diverses fonctions.

Circulation. — Les bains tempérés de Bagnoles possèdent une influence incontestable sur l'appareil circulatoire. Ils rendent la circulation périphérique plus vive par l'excitation des fibres musculaires lisses, qui a pour conséquence l'augmentation de la tonicité et de l'élasticité des petits vaisseaux ; par suite la déplétion du système veineux et le développement d'une circulation collatérale deviennent plus faciles, la circulation générale meilleure, et le résultat est un effet *tonique* sur la peau et l'ensemble de la constitution, réveillant ainsi la vitalité des tissus, provoquant l'expulsion des produits morbides, et produisant suivant l'expression de Bordeu un remontement général.

Cette excitation de la circulation ne saurait être mise en doute ; elle est amplement démontrée par le rapprochement qui se produit dans le bain thermal entre la température axillaire et la température rectale, ainsi que l'a reconnu le professeur Bouchard pendant son séjour à Bagnoles, et que nous l'avons observé maintes fois nous-même.

En résumé, les bains tempérés de Bagnoles ont une action résolutive, stimulante, vaso-motrice sur la circulation paraissant due à leur radio-activité.

Système nerceux — L'irritabilité du système nerveux est diminuée, puis calmée par les bains de Bagnoles ; leur action sédative reconnue par Desnos et Ledemé, constatée maintes fois par suite de son influence dans les phlébalgies, l'éréthisme veineux douloureux, dans les phénomènes douloureux de la périphlébite, de la phlébite, de la névralgie sciatique, s'exerce sur les nerfs sous-cutanés, et se transmettant au grand sympathique, elle produit une activité plus grande dans les échanges nutritifs, et par suite la résorption plus rapide des exsudats inflammatoires.

Respiration. — Aucune modification n'est à signaler du côté de la respiration.

Système musculaire. — L'excitabilité des muscles striés est légèrement augmentée, et par suite, le travail musculaire est sensiblement accru.

Tube digestif. — Prise en boisson, l'Eau de Bagnoles exerce une action salutaire bien évidente sur l'estomac ; elle excite l'appétit, stimule les fonctions digestives, et favorise l'assimilation.

Au début du traitement, la constipation est fréquente ; mais la fonction intestinale se régularise généralement au bout de quelques jours ; dans d'autres circonstances la diarrhée apparaît, mais ces divers troubles des fonctions digestives ne nous paraissent pas être sous la dépendance des eaux, mais plutôt du changement de régime et de la table d'hôte.

Peau. — La peau, en raison du grand développement de son réseau capillaire, et des ramifications dans ses papilles de nombreuses terminaisons nerveuses, est le siège, sous l'influence du contact de l'eau minérale, de phénomènes de vaso-constriction et de vaso-dilatation des vaisseaux, et d'actes réflexes qui jouent un rôle considérable en thérapeutique thermale.

Le bain tempéré de Bagnoles est un calmant de la

peau ; il la rend souple, douce, onctueuse, et modifie d'une façon très heureuse toutes les plaies.

On observe quelquefois pendant le bain une rougeur plus ou moins intense de l'enveloppe cutanée ; elle est due à une vaso-dilatation des capillaires de la peau qui ont perdu leur tonicité, mais qui ne tardent pas à la retrouver et à subir alors la vaso-constriction sous l'influence de l'Eau de Bagnoles.

Nutrition. — L'usage interne de l'Eau de Bagnoles combiné avec le bain tempéré, produit d'heureux effets sur la nutrition, et la régularisation de ses fonctions.

La sécrétion urinaire est augmentée d'une façon très sensible, surtout après le bain et au début du traitement thermal.

Il y a souvent aussi après les premiers bains, expulsion d'acide urique et d'urates de soude, en un mot un débarras des vieux déchets de la nutrition, et ces divers éléments disparaissent complétement à la fin de la cure.

Cette élimination de l'acide urique et des urates, présente un réel intérêt puisqu'il parait admis que leur présence dans l'organisme a pour résultat de produire, comme les toxines alimentaires, une action constrictive sur les vaisseaux.

De là, découle également l'indication bien nette des Eaux de Bagnoles chez les arthritiques.

Le Traitement des suites des Phlébites
par les Eaux de Bagnoles

Cette étude serait incomplète, si nous ne faisions connaître les procédés par nous suivis dans la thérapeutique thermale des suites des phlébites ; aussi allons-nous aborder maintenant leur traitement.

Fixer la thérapeutique thermale des suites des phlébites par des règles précises est impossible. Elle est variable suivant les malades, la nature de leur affection ou de leur état constitutionnel, suivant surtout leur degré de réaction thermale, surveillé au jour le jour, tout comme « s'il s'agissait de suivre au jour le jour un malade soumis à tout autre médication », ainsi que l'a conseillé le professeur Landouzy dans ses remarquables leçons de la Faculté de médecine.

Notre thérapeutique consiste habituellement dans l'usage de l'eau de la source thermale en boisson, et dans l'emploi journalier de grands bains tempérés d'Eau minérale pris le matin à jeun.

La température de ces bains varie entre 32 et 36° centigrades, par suite des susceptibilités individuelles, et suivant les résultats thérapeutiques que l'on cherche à obtenir. Tel malade en effet aura froid dans un bain à 33°, alors que tel autre malade aura chaud ; pour d'autres malades, des températures de 35° et 36° seront nécessaires afin qu'ils puissent se trouver à leur aise dans le bain, et éprouver cette sensation de bien-être qu'il apporte à tout l'organisme. Dans tous les cas, il sera prudent avant d'entrer dans le bain de se rendre compte de sa température à l'aide d'un thermomètre bien exact.

La durée des bains est très variable, et elle doit être calculée d'après les réactions individuelles ; généralement les malades y séjournent pendant un temps variant entre vingt-cinq minutes à une heure.

Au sortir des bains, les malades seront doucement épongés avec des serviettes très chaudes, et se recouvriront d'un peignoir bien chauffé.

Enfin pour quitter leur cabine, les malades prendront toutes les précautions nécessaires afin d'éviter le froid, et se rendront dans la salle de repos voisine où enveloppés de couvertures de laine, ils resteront étendus pendant une heure sur une chaise-longue, à moins qu'ils ne préfèrent rentrer chez eux en voiture, ou en chaise à porteur pour se remettre au lit pendant le même laps de temps, afin d'obtenir la réaction indispensable après le bain.

La tradition a fixé dans la plupart de nos stations thermales la durée de la cure à 21 jours, mais cette limite n'a rien d'obligatoire, et ne repose sur aucun fondement sérieux ; elle est la plupart du temps de trop courte durée.

La durée d'une cure varie suivant les malades, la nature, et le mode d'administration des Eaux minérales, d'après les effets physiologiques et thérapeutiques produits dans le cours de la cure ; dans tous les cas il faut de la persévérance pour obtenir des effets capables de changer la constitution. Aussi pour déterminer cette durée, il est de l'intérêt des malades de s'en rapporter à une direction médicale, aussi indispensable dans la clinique thermale que dans la thérapeutique ordinaire, pour le rétablissement de leur santé.

Ordinairement à Bagnoles il faut compter sur une moyenne de 25 jours de traitement, pour obtenir un bon résultat ; et lorsque la nécessité d'une seconde cure est reconnue, un repos d'au moins six semaines à deux mois doit être imposé au malade.

Cette nouvelle cure devra être aussi bien surveillée que la première, car des modifications peuvent se produire à chaque instant dans l'organisme, et fournir de nouvelles indications ; aussi les malades qui élèvent la prétention de savoir se soigner, et qui se soignent à leur guise ne pourront que le regretter.

Des Adjuvants de la Cure Thermale

DANS LES SUITES DES PHLÉBITES

Pour venir en aide à la cure balnéaire et à l'usage interne de l'eau minérale, nous avons recours à quelques moyens adjuvants, les douches, le massage et l'électrisation.

Des Douches

Les douches générales sont à notre avis contre indiquées dans le traitement des suites de phlébites ; s'il est vrai qu'elles peuvent rendre des services, lorsqu'il s'agit d'augmenter la pression intra-vasculaire et de combattre les stases veineuses, dépendant de la faiblesse ou de l'impuissance de l'organe central de la circulation, elles sont dangereuses dans les suites des phlébites, car elles constituent un massage aveugle, et font courir au malade les dangers de nouvelles poussées inflammatoires, et par suite d'une embolie pulmonaire.

Nous ferons toutefois une exception pour la douche *sous-marine*, c'est-à-dire pour la douche en pluie générale, ou pour la douche locale le long du membre malade, d'une durée de quelques minutes, dans le bain et le terminant ; dans tous les cas l'usage nous en paraît surtout indiqué dans les suites des phlébites dues au rhumatisme et de date ancienne, et dans les phlébites scléreuses.

La Douche sous la forme d'un simple arrosage, a été utilisée autrefois par le Dr Joubert chez la plupart des malades qui ont fait l'objet des dix observations publiées d'une façon très sommaire dans une notice de l'administration de l'établissement thermal ; pour s'en convaincre il suffira de consulter les rapports annuels envoyés par ce médecin-inspecteur au ministère des travaux publics et déposés aux archives de l'Académie de Médecine. Nous devons cependant dire que dans les dernières années de sa pratique, le Dr Joubert avait à peu près renoncé à ce mode de traitement.

L'emploi des douches générales dans les suites des phlébites, a été l'objet, en 1898, d'une intéressante discussion à la Société d'hydrologie médicale de Paris à laquelle ont pris part MM. Labat, de Ranse, Durand-Fardel, Baraduc, Héraud, Morice, et les membres de cette Société sont tombés d'accord pour renoncer à la douche, dans le traitement des suites des phlébites.

Le Massage

Le massage a pris depuis quelques années une importance considérable dans notre arsenal thérapeutique, et en raison de son action puissante sur la circulation et la nutrition des muscles, de son action sédative sur les terminaisons nerveuses de la peau et du concours qu'il apporte à la résorption des œdèmes, on le conseille fréquemment dans les phlébites, mais les avis sont très partagés dès qu'il s'agit de fixer l'époque où on doit le mettre en pratique.

Le Dr Georges Berne, dans son traité le « *massage* » s'exprime en ces termes : « Longtemps après l'apparition d'une phlébite, lorsque la maladie ne se traduit plus que par la dilatation des vaisseaux veineux collatéraux (phénomène qui prouve l'oblitération et la transformation des veines primitivement malades, en cordons fibreux), le massage peut être utilement employé, mais il faudra s'être minutieusement rendu compte qu'il n'existe, en aucun des points des membres que l'on se propose de traiter, soit superficiellement, soit dans la profondeur des tissus, aucun point douloureux ».

Anders Wirde, directeur de l'Institut orthopédique de Stockholm, a publié récemment d'intéressantes observations de guérisons de phlébites par le massage.

Dans son traité de médecine, Œttinger préconise le massage contre l'œdème consécutif aux phlébites, lorsqu'il tarde à disparaître et quand il a pris les allures de la chronicité.

M. Saquet a communiqué en 1893 à la Société de Médecine de Nantes un cas de phlébite ancienne traité avec succès par le massage. L'œdème reparaissait chaque jour depuis six mois, et l'atrophie muscu-

laire qui ne faisait que croître amenait une grande
difficulté dans la marche. Une amélioration notable à
la fin de la première semaine, puis la guérison suivi-
rent le massage.

MM. Ribemont-Dessaignes et Lepage recommandent
également le massage dans les cas de déformations atro-
phiques précoces, avec contractures névropathiques.

D'après Hugon, auteur d'un traité de *Massage thérapeutique*, la circulation générale est fortement influencée
par les différentes manœuvres du massage, et entre un
grand nombre d'expériences faites à ce sujet, il cite
celles de Monsengeil.

Pour le professeur Albert Robin « si par massage,
on veut bien comprendre toutes les manœuvres propres
à réveiller la circulation générale, sans craindre de
mobiliser des caillots dont l'adhérence est encore pro-
blématique » le massage peut être autorisé dans la
période de convalescence, mais ce sera *un effleurage
aussi superficiel que possible*, qu'il faudra exécuter
avec la paume de la main, et sans aucune pression du
doigt.

Mais le massage a aussi ses adversaires ; à la Société
de Médecine de Berlin, Becker et Litten l'ont accusé
de nombreux méfaits ; en France bon nombre de
médecins guidés par la crainte de l'embolie le bannis-
sent complètement du traitement.

Le Dr Rendu considère le massage « comme une
pratique entièrement dangereuse et capable de provoquer des embolies si on l'emploie avant la disparition
complète du caillot ».

M. Hallopeau ne conseille ni le mouvement, ni le massage dans les cas de phlébites, et déclare qu'il a vu dans sa clientèle privée trois femmes succomber à des embolies après un mouvement.

Le Dr Reygnier est un adversaire résolu de la mobilisation et du massage ; il a toujours vu les embolies succéder à un mouvement et cite son exemple personnel. Pour lui, l'immobilisation agit comme un décongestionnant et localise la poussée inflammatoire. Les mouvements faits trop tôt lui ont toujours paru, en dehors de l'embolie, susceptibles de provoquer de nouvelles poussées de phlébite, et il ajoute que si par le fait d'une thrombose d'une veine principale, l'œdème tarde à disparaître, on trouvera le moyen d'y remédier dans les grands bains et certaines stations balnéaires.

A Bagnoles, la situation est toute différente, et les difficultés sont pour nous bien moins grandes. Les malades, en effet, qui sont confiés à notre direction nous viennent souvent après avoir eu recours à la mobilisation et au massage, et dans tous les cas dans une période de la maladie où le massage ne prête plus à la critique ou à la discussion.

En ce qui nous concerne, nous pensons toutefois que dans une station thermale, il faut demander d'abord à l'eau minérale tout le concours que la multiplicité de ses modes d'action peut nous fournir : telle était la thérapeutique de notre prédécesseur, le Dr Joubert, et qui lui a valu tant de succès pendant 25 ans : elle est aussi la nôtre.

Mais si l'eau minérale ne nous donne pas tout le bénéfice qu'on est en droit d'attendre de ses multiples effets, et si l'on se trouve notamment en présence d'une atrophie musculaire menaçant les fonctions du membre, de raideurs musculaires et périarticulaires, d'ankylose, faisant obstacle à ses mouvements, on pourra alors faire intervenir le massage et la mobilisation, à la condition qu'ils soient exécutés par des mains expérimentées, sous la surveillance du médecin, et mieux par le médecin lui-même.

Enfin le massage sera pratiqué sur les régions opposées aux vaisseaux atteints, c'est-à-dire sur les masses musculaires.

En procédant de cette façon, on n'aura aucun danger à redouter, puisque la marche et les contractions musculaires qu'elle nécessite ont une action bien plus considérable sur les vaisseaux veineux, et que l'expérience d'après Vaquez « a appris qu'elles sont impuissantes à détacher, après le soixantième jour écoulé, un fragment de caillot définitivement adhérent à cette époque » ; puisqu'enfin le professeur Cornil a constaté après de nombreuses recherches que le caillot devenait adhérent aux parois veineuses à partir du sixième jour.

Néanmoins, il ne faut jamais se départir d'une très grande prudence, et ne pas perdre de vue qu'il existe des phlébites qui récidivent facilement, notamment chez les goutteux, les variqueux, et que chez d'autres l'infection a des réveils dangereux qui se traduisent par de nouvelles poussées phlébitiques, quelquefois sans élévation de la température et même avec de l'hypothermie.

Electrisation

L'électricité a été également utilisée dans les suites des phlébites. Son emploi est sans effet contre les phénomènes douloureux, contre l'atrophie musculaire en voie d'évolution, elle les aggraverait plutôt, mais on en retirera de grands avantages contre l'atrophie musculaire constituée.

L'électricité agit de même façon que le massage ; elle met en mouvement avec plus d'énergie la contraction musculaire, elle accélère la circulation et par suite active la nutrition.

On aura recours au courant galvanique continu, ou au courant faradique rythmé, mais on aura soin de ne pas fatiguer les muscles par des excitations trop violentes ou trop rapprochées, et l'application devra en être faite par le médecin lui-même.

De l'Opportunité

DU DÉBUT DE LA CURE HYDROMINÉRALE

Une question qui préoccupe à juste titre médecins et malades, c'est la fixation de l'époque à laquelle il est opportun pour les phlébitiques de se rendre à Bagnoles.

Cette préoccupation, bien légitime, est surtout causée par la menace de l'embolie pulmonaire qui est un danger inhérent à toute phlébite, mais elle peut néanmoins porter aux malades un grave préjudice, et ne doit pas avoir pour conséquence de se laisser entraîner à une inaction souvent injustifiable, car le succès de la cure thermale sera d'autant plus facilement obtenu qu'on sera moins éloigné de la période aiguë de la phlébite.

Si les auteurs classiques sont d'accord sur la nécessité de l'immobilisation pendant la première période des phlébites, ils sont peu précis ou diffèrent d'avis quand il s'agit d'en fixer la durée pour éviter l'embolie pulmonaire.

Avec une mobilisation hâtive, surtout si l'on se

trouve en présence d'une phlébite à poussées successives, on peut avoir à redouter des embolies, avec une immobilisation trop prolongée on impose « au malade une gêne et même une souffrance inutiles » et on l'expose « à la production de raideurs péri-articulaires et même d'ankylose, d'atrophies musculaires étendues, d'œdème chronique et de troubles trophiques cutanés ».

Dans la phlegmatia alba dolens qui nécessite une immobilisation plus rigoureuse que pour tout autre phlébite, le professeur Pinard prescrit le repos au lit jusqu'à la période de régression, et le repos absolu jusqu'à ce qu'un mois se soit écoulé depuis la dernière élévation de température.

MM. Ribemont-Dessaignes et Lepage estiment que le temps nécessaire à l'immobilisation peut être fixé à 40 jours après la cessation de la fièvre.

Contrairement aux formules adoptées par MM. Pinard, Ribemont et Lepage, M. Dagron conseille la mobilisation dès la disparition de la fièvre, le caillot n'étant mobile selon lui que dans la période pyrétique : notre confrère prétend en outre que cette pratique a l'avantage de prévenir les rechutes qui à son avis seraient dues à l'immobilité favorisant la migration des micro-organismes sur les parois veineuses.

M. Mérigot de Treigny, dans une intéressante étude publiée dans le *Journal des Praticiens*, conclut que le temps d'immobilisation nécessaire peut être estimé à six semaines, terme moyen, ou deux mois au maximum, à partir du début de la dernière rechute.

Les Drs Lucas Championnière, Siredey, Vaquez,

autorisent la mobilisation et un léger massage 20 jours après la cessation de la fièvre, le Dr Barth est à peu près du même avis, MM. Porak, Hirtz recommandent un délai de six semaines, le Dr Marchais est beaucoup plus hardi ; après 15 jours d'athermie, il commence la mobilisation et l'effleurage, mais il respecte la région des grosses veines.

Dans tous les cas il importe d'être très circonspect en présence des phlébites goutteuses, des phlébites rhumatismales, des phlébites variqueuses qui sont, suivant Hirtz, de véritables nids d'embolies.

Dès que le malade sera autorisé à se lever, il devra s'entourer des plus grandes précautions, et notamment recouvrir au préalable les régions atteintes d'un tissu souple et élastique exerçant une compression modérée et méthodique.

Il pourra alors marcher et se rendre sans danger d'embolie dans une station thermale ; aussi pensons-nous pouvoir résumer l'indication de l'opportunité du début de la cure hydrominérale dans la formule suivante :

On peut adresser les malades atteints de phlébite à Bagnoles, lorsque les mouvements et la marche sont possibles, sans danger d'embolie, en un mot cinq à six semaines après la cessation de l'état aigu, lequel se manifeste par la chute de la température, la diminution de l'œdème, et le retour plus ou moins complet des mouvements volontaires.

HYGIÈNE GÉNÉRALE

Pour retirer du traitement hydro-thermal de bons résultats, et parvenir à la guérison, un certain nombre de précautions doivent être prises par les malades atteints de phlébite.

Parmi ces précautions, le repos et l'exercice figurent au premier rang et peuvent être considérés comme des éléments de la cure.

Le repos est obligatoire après le bain ; il sera pris au lit ou sur une chaise longue, et sa durée variera entre une heure et deux heures ; on obtiendra ainsi tous les effets favorables du bain ; le repos doit être également conseillé après chaque marche, et pris avec les jambes allongées.

L'exercice consistera dans des marches faites d'une façon méthodique et qui ne devront jamais être prolongées jusqu'à la fatigue ou à l'apparition de la douleur.

Au début, on se contentera de quelques marches courtes, et en les augmentant progressivement on refera l'éducation des veines et des muscles, on luttera contre l'adiposité, mais on aura soin de s'arrêter chaque fois que l'on sentira la jambe devenir plus lourde.

Les marches trop prolongées pourraient faire reparaître l'œdème, des points douloureux au niveau des veines en rapport avec la veine oblitérée, et enfin des crampes provoquées par l'augmentation de la pression du sang que déterminent les contractions musculaires et une circulation plus active.

Les marches ne se feront pas rapidement en raison des difficultés qu'occasionne au retour du sang veineux l'oblitération ; l'allure modérée sera la règle.

On évitera la station debout prolongée, car elle a pour conséquence fâcheuse d'amener la distension exagérée des parois veineuses ; on évitera également la position assise prolongée avec les jambes pendantes ou trop fléchies.

L'équitation, la bicyclette, les armes et les jeux qui nécessitent des efforts plus ou moins violents et un bon état des vaisseaux sont défendus aux phlébitiques.

En résumé, une très grande prudence sera le meilleur guide pour les malades atteints de phlébite ; et dans tous les cas ils devront s'abstenir de toute fatigue et reprendre le repos au lit à la plus petite réapparition de l'œdème ou de la douleur.

Avec l'exercice et le repos, il faut encore songer à venir en aide aux veines trop distendues et à les maintenir ainsi que les muscles pendant la marche, et la station debout.

Dans ces derniers temps, quelques médecins ont repoussé tout moyen de contention chez les phlébitiques, considérant comme inutile et nuisible la compression de la jambe dans un bas élastique ou avec des bandes ; ils veulent, disent-ils, laisser aux muscles leur liberté d'action, et pensent qu'avec un jeu musculaire normal la circulation se rétablira plus rapidement, et que le retour à la fonction serait au contraire retardé en tentant par des moyens artificiels de l'accélérer.

Nous connaissons bien les inconvénients des bas et des bandes ; nous savons que les bandes sont d'une application difficile, que la compression qu'elles exercent est très variable, tantôt exagérée et nuisible, tantôt insuffisante et inutile ; nous n'ignorons pas davantage que les bas élastiques peuvent gêner la circulation et conduire à l'atrophie musculaire par la compression exagérée des veines superficielles et des muscles ; mais nous devons reconnaître que bandes et bas élastiques rendent aussi des services, et ne pas nous montrer d'un exclusivisme qui serait préjudiciable à nombre de phlébitiques.

Au début de la convalescence, dans le cours de la cure thermale, lorsque l'œdème est encore considérable, les bandes enroulées autour de la jambe, sans trop la serrer, seront utiles ; elles contribueront à combattre l'œdème, la douleur, la stagnation du sang dans les veines. Mais dès que l'œdème sera disparu ou en voie de décroissance, le bas élastique à tissu ajouré sera avantageusement conseillé, à condition qu'il soutienne sans comprimer les veines et les muscles, qu'il ne fasse pas de plis au niveau des articulations, et qu'enfin il ne remplisse pas, comme cela arrive trop souvent, le rôle de jarretière au-dessus et au-dessous du genou.

HYGIÈNE ALIMENTAIRE

L'hygiéne alimentaire occupe une place importante dans une cure thermale, et malheureusement il est bien difficile pour les malades d'en observer les régles, car les hôteliers qui reçoivent à la même table baigneurs et touristes cherchent toujours à attirer chez eux les étrangers par une cuisine abondante et recherchée.

Depuis quelques années, on a cependant beaucoup parlé des tables de régime ; elles sont néanmoins un mythe aussi bien à l'Etranger qu'en France ; toutefois un certain nombre de restaurants ont organisé un service fait à la carte qui permet aux malades d'établir leur menu conformément à leurs besoins, et aux indications médicales.

A Bagnoles-de-l'Orne, la clientèle se compose de malades pour la plupart entachés d'arthritisme ; aussi conviendrait-il d'exiger des hôteliers et des malades la mise en pratique du régime alimentaire susceptible de modifier cette diathèse caractérisée par le ralentissement de la nutrition, en obtenant l'équilibre entre les recettes et les dépenses, en évitant l'accumulation des toxines dans l'organisme.

Ce résultat peut être obtenu avec un peu d'énergie et de bonne volonté, d'autant plus que le régime alimentaire n'est jamais absolu et que pour être efficace, il suffit qu'il soit appliqué judicieusement.

Ce régime comprend potages, viandes, poissons, œufs, légumes et fruits avec la suppression aussi complète que possible du chlorure de sodium surtout dans la période aiguë de la phlébite ; mais il faut l'approprier à chaque malade après s'être rendu compte des abus et des écarts dont il est coutumier.

Voici d'ailleurs les principales prescriptions alimentaires qui permettent de composer facilement le menu des phlébitiques.

Aliments autorisés	*Aliments nuisibles*
Viandes blanches.	Viandes noires.
Légumes verts.	Gibier.
Œufs.	Poissons, mollusques, crustacés.
Sole, merlan.	
Poissons d'eau douce.	Fromage.
Salades.	Oseille, épinards, tomates.
Pommes de terre.	Haricots secs, lentilles.
Fruits, surtout fraises et raisins.	Champignons, truffes.
Viandes rôties saignantes, une ou deux fois par semaine.	*Boissons nuisibles*
Boissons autorisées	Champagne.
	Bières fortes.
Eau pure.	Vins alcooliques.
Eaux minérales alcalines.	Eaux gazeuses.
Vins légers.	Liqueurs.
Vins blancs.	Eau-de-vie.
Cidre.	Café.
	Thé.

Enfin le régime alimentaire des phlébitiques affaiblis qui n'ont rien à voir avec l'arthritisme devra être tonique et réparateur.

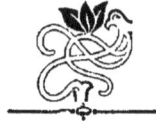

Nous en avons fini avec le traitement hydrothermal des suites des phlébites à Bagnoles ; il est simple, peu compliqué peut-être, il est dans tous les cas exempt de danger et n'en a que plus de valeur. *Primum non nocere*, d'abord de ne pas nuire, tel est selon nous un principe fondamental en médecine, dont il faut savoir ne pas se départir, surtout dans la pratique thermale, mais qu'il ne faut pas cependant confondre avec l'abstention thérapeutique.

Nous nous sommes toujours inspiré de ce principe dans notre carrière déjà longue, et loin de le regretter, nous nous en félicitons.

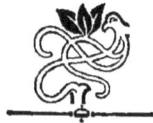

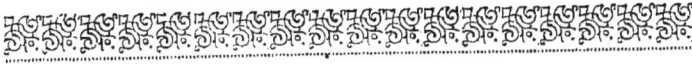

LES VARICES

On désigne sous le nom de varices, la dilatation permanente ou plus ou moins durable des veines.

Elles se divisent en varices superficielles et en varices profondes, et peuvent siéger sur toutes les veines ; les varices des membres inférieurs et des veines hémorroïdales sont de beaucoup les plus fréquentes.

Les causes des varices sont variables ; tantôt elles sont dues à la distension exagérée et fréquemment répétée des parois veineuses par suite des obstacles apportés à la circulation du sang ; tantôt elles se développent sous l'influence de la diminution de la tonicité et de la vitalité de l'étoffe veineuse provenant de la diathèse arthritique dont l'effet habituel est la faiblesse congénitale et héréditaire du tissu conjonctif et du tissu musculaire lisse. Ces varices sont les plus communes, elles apparaissent de bonne heure, et surtout chez les personnes que leurs occupations obligent à rester debout.

Dans tous les cas, quelles que soient les causes des varices, ce qui nous intéresse plus particulièrement, c'est la marche que suivent ces troubles trophiques.

Les veines s'élargissent en raison de la stase trop prolongée du sang qui joue dans cette circonstance un rôle prédominant, leurs parois s'épaississent d'une façon inégale, les valvules deviennent insuffisantes et leur élasticité disparaît. C'est alors que viennent à leur tour les flexuosités, les bosselures qui apportent les modifications les plus variées et les plus profondes, tant au point de vue de la forme que de la direction et de la longueur des veines. Ces lésions sont dues à un trouble de la nutrition dont les conséquences sont, d'après M. Cornil, un travail prolifératif du tissu conjonctif qui s'organise entre les fibres lisses élastiques de la tunique moyenne de la veine, et en fait un canal sans défense contre la pression sanguine.

Les varices se traduisent par des symptômes douloureux et des troubles fonctionnels nombreux beaucoup plus accusés pour les veines profondes que pour les veines superficielles.

Les malades accusent tout d'abord une sensation de lourdeur, d'engourdissement dans le mollet sous l'influence de la marche ou de la station debout, des fourmillements, des crampes, des douleurs très vives à l'approche des règles, le soir un peu de gonflement du pied, parfois un léger œdème malléolaire ; puis les veines se dessinent sous la peau avec la forme de cordons bleuâtres, dilatés, sinueux et bosselés, et la peau mal irriguée prend une coloration rouge brun caractéristique.

Ensuite les varices sont accompagnées de troubles

fonctionnels et trophiques qui constituent la manifestation la plus évidente des troubles profonds de l'innervation : ce sont des douleurs plus ou moins vives sur le trajet du nerf sciatique, de l'impotence musculaire, de l'eczéma chronique et l'ulcère variqueux.

Enfin les varices sont plus exposées à l'inflammation sous l'influence des chocs, de contusions, et constituent une prédisposition à un genre de phlébite désigné sous le nom de phlébite variqueuse.

On ne peut songer à la guérison complète des varices ; et si à cet égard, la thérapeutique est à peu près impuissante, nous ne sommes pourtant pas tout à fait désarmés et nous ne devons pas les considérer comme une infirmité définitive ; nous pouvons encore nous opposer à leur développement, combattre l'atrophie musculaire qui les accompagne, et amoindrir les inconvénients sans nombre dont elles sont le résultat.

Favoriser le cours du sang veineux vers le cœur, modifier le vice de nutrition qui a atteint les parois veineuses, et donner à ces dernières plus de tonicité, plus d'élasticité, fortifier surtout les muscles, telle est l'indication thérapeutique que nous trouvons dans l'heureuse action des Eaux de Bagnoles-de-l'Orne.

Certes, loin de nous la pensée et la prétention de guérir à Bagnoles la sclérose veineuse, mais pouvons-nous du moins affirmer hautement, que sous l'influence de l'action spéciale de nos Eaux thermales sur la circulation veineuse et sur la diathèse arthritique, tous nos variqueux ont obtenu une réelle amélioration, soit dans les varices récentes, soit dans les varices de la grossesse, soit dans les engorgements veineux, soit dans les varices douloureuses.

Le traitement hydrominéral des varices consiste dans l'usage de l'Eau de la grande Source en boisson à la dose de 4 à 6 verres par jour, et en bains frais journaliers de 33 à 35° centigrades, avec repos d'une heure au lit, ou sur une chaise-longue.

Ce traitement sera complété s'il y a lieu par le massage, la mobilisation et l'exercice.

Le massage est encore peu employé en France dans le traitement des varices : il est néanmoins appelé à rendre de grands services. Mais il sera exécuté avec beaucoup de prudence et de douceur au niveau des veines sous la forme de l'effleurage, et avec beaucoup plus d'énergie au niveau des masses musculaires, au mollet et à la cuisse. On obtiendra ainsi une diminution de la stase sanguine dans les vaisseaux, une plus grande résistance de leurs parois à la pression intravasculaire ; il donnera aux muscles une plus grande vigueur et apportera dans la disparition de la douleur, des crampes et de l'œdème, une large part contributive.

Le massage sera suivi de la mobilisation qui consistera dans des mouvements passifs et actifs de flexion et d'extension imprimés aux articulations.

Avec le massage et la mobilisation, l'exercice sera non moins utile ; il a été d'ailleurs recommandé aux malades depuis un grand nombre d'années.

M. de Beurmann, médecin de l'hôpital Saint-Louis, nous racontait dernièrement que le professeur Lasègue conseillait aux variqueux de ne pas s'immobiliser, mais de faire de la marche, des excursions en montagne, et de monter des escaliers ; et M. de Beurmann ajoutait que le seul effleurage des veines qui fût pratiqué d'une façon intelligente et utile l'était par la contraction musculaire.

Dans ces derniers temps des exercices de marche méthodique ont été préconisés chez les variqueux par le Dr Marchais, et M. Lucas Championnière s'est fait devant l'Académie de médecine l'éloquent défenseur de cette pratique.

Toutefois la marche un peu longue et lente devra être évitée ; il faudra s'entrainer progressivement, se reposer, s'asseoir, et mieux s'étendre dès qu'on éprouvera dans la marche un peu de fatigue ou de douleur.

Si la marche est difficile et douloureuse, on se contentera d'exécuter dans la position horizontale, des mouvements de flexion et d'extension mettant en action les muscles des membres inférieurs.

En voiture, en wagon, les jambes seront étendues autant que possible ; la station assise ou debout prolongée sera défendue.

L'usage de la bicyclette et l'équitation pourront être conseillés, mais avec modération dans l'allure comme dans la durée.

En ce qui concerne les armes, nous croyons prudent de ne pas les autoriser, en raison de la station debout prolongée et des contractions musculaires énergiques qu'elles nécessitent.

Le régime alimentaire sera celui des arthritiques, c'est-à-dire qu'on ne fera pas usage de mets épicés, de

champignons, de truffes, de gibier faisandé, de charcu-
terie, de crustacés, de fromages fermentés ; enfin il
faudra s'abstenir d'une alimentation trop abondante et
manger peu de viande.

Enfin une dernière question d'une réelle importance,
nous reste à examiner.

Les variqueux doivent-ils être soumis à une compression si légère soit-elle, et porter des bas élastiques ou des
bandes de toile ou de flanelle pour lutter contre l'in-
suffisance de l'élasticité et de la contractilité des parois
veineuses ?

La contention des membres variqueux présente des
avantages et des inconvénients. Aussi a-t-elle ses partisans et ses adversaires, mais à notre avis, elle ne doit
pas être bannie d'une façon absolue, comme on l'a
conseillé récemment, de la thérapeutique des varices.

Les adversaires des bas élastiques ou des bandes leur
reprochent de gêner la contraction musculaire, et par
suite la poussée circulatoire qu'elle provoque, et de
conduire les muscles à l'atrophie ; ils leur reprochent
encore la compression inégale qu'ils exercent dans les
positions diverses que prend le membre, et enfin la
compression inutile et nuisible qu'ils occasionnent pour
les varices accidentelles et les varices qui suppléent
souvent des veines profondes insuffisantes ou obli-
térées.

Les partisans invoquent en faveur des bas élastiques
et des bandes les services qu'ils rendent pour calmer
les manifestations douloureuses des varices, empêcher
l'œdème, faciliter la marche et la station debout, et

pour soutenir les parois distendues des veines qui ne peuvent plus opposer aucune résistance à l'hypertension du sang.

En résumé, on aurait tort de se montrer exclusif dans cette circonstance car les appareils de contention donnent de bons ou de mauvais résultats suivant qu'ils sont bien ou mal appliqués, et leurs avantages sont plus nombreux que leurs inconvénients ; nous sommes simplement en présence d'une question d'opportunité et de sagacité. Dans la circonstance, la seule marche à suivre sera de s'adresser à son médecin qui sera le meilleur juge, et non comme cela se fait trop souvent à des empiriques ou à des marchands de bas à varices absolument incompétents en pareille matière.

Contre-Indications

DE LA CURE BAGNOLAISE

Les contre-indications de la cure thermale de Bagnoles-de-l'Orne dans les maladies des veines sont peu nombreuses.

Bien entendu, il ne faut pas envoyer à Bagnoles les *états aigus ;* il convient d'attendre pour diriger les *malades atteints de phlébite* sur la station thermale, que tous les phénomènes de réaction inflammatoire soient éteints, et que toute menace d'embolie soit disparue.

Les *phlébites à poussées multiples et répétées,* les *dégénérescences veineuses* arrivées à une période trop avancée de leur évolution, et les *maladies veineuses* apparaissant dans la dernière période d'états cachectiques, tels que la tuberculose et le cancer, ne retireront aucun avantage de la cure thermale, et ne devront pas être adressées à Bagnoles.

TABLE DES MATIÈRES

PAGES

Avant-propos.   5

Les Eaux de Bagnoles-de-l'Orne.   7

De la phlébite   13

Les suites des phlébites et le traitement hydrominéral   25

Le traitement des suites des phlébites par les Eaux
de Bagnoles   34

Des adjuvants de la cure thermale dans les suites
des phlébites   37

De l'opportunité du début de la cure hydrominérale.   44

Hygiène générale   47

Hygiène alimentaire   50

Les varices   53

Contre-indications de la cure bagnolaise . .   60

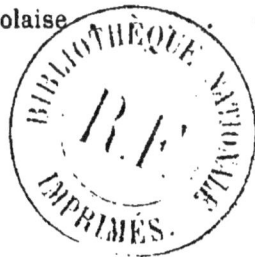

DOMFRONT. — IMP. H. SENEN